NOUVELLES
RECHERCHES SUR LES FUMIGATIONS

EMPLOYÉES

CONTRE L'ASTHME SPASMODIQUE

Par M. le Dr Viaud-Grand-Marais.

Un illustre praticien de la Grande-Bretagne, M. Hyde Salter, formulait, naguère, juillet 1858 (*The foreing and british review*), le mode d'action des causes donnant lieu aux singuliers accès de dyspnée, connus sous le nom *d'asthme spasmodique.*

Sans accepter le dernier mécanisme qu'il invoque, c'est-à-dire une cause humorale générale, nous admettons complètement avec lui que, dans l'immense majorité, sinon dans la totalité des cas, la dyspnée paroxysmale reconnaît pour cause de ses accès une des influences suivantes :

Tantôt c'est une action réflexe à point de départ dans la muqueuse aérienne, avec phénomènes en retour pouvant avoir leur siége exclusivement dans le plexus pulmonaire, mais quelquefois dans tout le département du nerf pneumogastrique ; tantôt c'est une action excito-motrice cérébrale et non réflexe, se manifestant sous l'influence des émotions, des odeurs, etc. Les causes du premier ordre sont les plus fréquentes de beaucoup. D'après les recherches ozonométriques, auxquelles nous nous sommes livré, il nous paraît de plus que l'oxigène électrisé est chez un bon nombre de sujets un des agents les plus certains de la contraction réflexe des fibres de Reissessen. Ainsi, dans nombre de cas presque identiques, doit s'expliquer l'influence de certaines conditions de localité, d'état atmosphérique, etc.

Le but que nous nous proposons aujourd'hui est d'étudier le mode d'action des fumigations antidyspnéiques, et de montrer qu'il serait possible en poursuivant, d'une manière plus complète qu'on ne l'a fait encore, les produits de la combustion, de faire sortir cette médication de l'empirisme dans lequel elle a été enveloppée jusqu'à ce jour. Notre travail sera bien incomplet sans doute, mais il aura peut-être le mérite d'indiquer aux médecins un champ nouveau d'observation.

Il semble tout naturel d'appliquer le médicament par la voie qui a servi à l'introduction du mal, surtout avec les connaissances que nous devons à M. Hyde Salter, sur le mécanisme de l'accès dans le spasme bronchique ; la muqueuse de l'arbre aérien offre en outre une activité d'absorption qui ne le cède à nulle autre, aussi la méthode des inhalations est-elle bien vieille dans la médecine populaire.

Il serait fastidieux, et sans grand intérêt, de faire la trop longue liste des gaz, vapeurs et fumées que l'on a introduits dans les bronches des malheureux asthmatiques, depuis Dioscoride jusqu'à nos jours. Ce qu'il y a de singulier, c'est que, tandis que les arquebusiers se soulageaient avec leurs mèches salpêtrées, et les paysans avec la fumée de l'amadou, Beddoës ne pouvait réussir à vulgariser l'emploi de l'oxygène, malgré ses séduisantes théories ; Thornton n'était pas plus heureux avec l'hydrogène ; enfin, le chlore fut aussitôt délaissé qu'essayé.

Nous examinerons successivement :

Les *fumigations vireuses*, les *fumigations* dites *nitrées*, et les *fumigations arsénicales*, puis nous terminerons par quelques mots sur les *fumigations complexes*, à l'aide desquelles on croit mieux faire et remplir plus ou moins heureusement diverses indications à la fois. Ces nouvelles préparations renferment toujours cependant des solanées, du nitre ou de l'arsenic, souvent même ces trois éléments réunis.

Les fumigations résineuses et benzoïques diffèrent essentiellement des trois classes précédentes, ce sont d'heureux auxiliaires contre la complication catarrhale, elles modifient la vitalité des glandules bronchiques, comme dans un autre appareil, le copahu ou la térébenthine modifient les sécrétions uréthrales.

I. — Fumigations vireuses.

La brumeuse Angleterre, avec son ciel froid et humide, n'a que trop offert d'occasions à ses praticiens, depuis Floyer et Robert Brée jusqu'à nos jours, de bien décrire la dyspnée paroxysmale, et à ses expérimentateurs souvent hardis, d'épuiser contre elles toutes les ressources des formulaires.

On leur doit l'introduction en Europe de la médication vireuse employée contre l'asthme, mais les médecins français l'ont perfectionnée, et ont cherché à en expliquer les effets.

Ces inhalations se font presque exclusivement à l'aide de plantes de la famille des Solanacées, poisons narcotico-âcres par excellence, et renfermant des alcaloïdes puissants.

Les autres plantes qu'on a cherché à y joindre, quoique distinctes des premières par leurs caractères botaniques, s'en rapprochent par leurs effets sur l'économie animale.

D'après leur composition chimique, nous scinderons en deux groupes les agents de la médication vireuse.

1er *groupe.* Plantes à alcaloïdes quaternaires oxygénés et très-incomplètement volatiles; ex. la belladone, la mandragore, les datura, la jusquiame.

2e *groupe.* Plantes à bases ternaires non oxygénées liquides, mais à point d'ébullition peu élevé ; véritables ammoniaques composées naturelles. A ce groupe, se rattache le tabac.

A la tête de la première classe se place le datura, la plante vireuse dont les effets contre l'asthme sont les plus nets. Toutes les espèces du genre peuvent être employées presque indifféremment.

L'usage anti-asmathique du *datura Metel* était vulgaire dans l'Indostan, où sa graine (noix de metel), a des fumeurs presque aussi passionnés que les fumeurs d'opium. Anderson introduisit l'usage de cette plante en Europe, et Sims d'Edimbourg eut, en 1802, l'idée d'y substituer la pomme épineuse (*D. strammonium*, Lin.), plante si commune en certains pays, dans l'île de Noirmoutier, par exemple, qu'on ne conçoit guère comment elle n'y donne pas lieu à de fréquents accidents.

La belladone (*atropa belladona*, Lin.), et la jusquiame (*hyoscyamus niger*, Lin.), sont les sœurs cadettes de la stramoine, et, ici, ses succédanées, avec la différence des doses.

Puis viennent quelques autres substances, rarement employées seules en fumigations, parfois unies aux solanées, dont leurs effets les rapprochent ; elles répondent, du reste, à quelques indications secondaires.

Tels sont, le *pavot* et ses extraits qui, à part une très-petite quantité de thébaïne, agent narcotico-âcre et tétanique, ne renferment guère que des bases franchement narcotiques ; telle est aussi la *digitale*, fournissant la digitaline, sur laquelle bien des obscurités chimiques restent encore ; mais dont l'action sédative sur la circulation est si remarquable.

Les plantes vireuses s'administrent sous deux formes par la muqueuse bronchique : en *fumigations humides* et en *fumigations sèches*.

Les premières se font dans un flacon muni d'un tube aspirateur, soit :

Infusion de sauge......... 1 litre.
Poudre de datura......... 2 à 4 grammes.

La température du vase est maintenue de 45° à 50°.

Ce procédé est incommode et mauvais, comme tous les procédés d'aspiration. Dans les violentes attaques, le malade a déjà assez à faire de dilater sa poitrine pour y faire entrer un peu d'air. Puis la vapeur d'eau tiède, qui s'introduit dans les bronches, augmente plutôt l'oppression, qu'elle ne ranime l'hématose.

Les secondes sont multiples dans les procédés employés : deux grammes de feuilles dans une pipe bourrée de tabac ou de sauge, des feuilles roulées en cigarettes ; enfin, des papiers préparés. Ces papiers sont toujours plus ou moins nitrés, ce qui facilite leur combustion ; ils ont l'immense avantage de brûler sous le nez du malade, sans que celui-ci soit obligé à des efforts d'aspiration, comme cela a lieu dans l'emploi des cigarettes ; nous renvoyons, pour leur étude, aux fumigations complexes.

Quel que soit le mode de fumigations employé, les vapeurs fournies par les plantes vireuses sont fortement alcalines et ramènent au bleu le tournesol rougi par les acides. En effet, les datura, la belladone et la jusquiame agissent par des alcaloïdes désignés d'après les plantes qui les fournissent sous les noms de daturine, d'atropine et d'hyoscyamine. Légèrement distinctes chimiquement, en particulier par leurs chloroplatinates, ces trois bases sont presque identiques dans leurs effets physiologiques, et, en particulier, dans leur vertu paralysante du constricteur iridien et des autres sphincters.

L'hyoscyamine tend cependant à se rapprocher plus que les deux autres des narcotiques vrais : de la morphine et de la codéine.

L'atropine et la daturine fondent à 100°, se volatilisent à 140°, mais partiellement, le reste se décomposant en vapeurs blanches, contenant des alcaloïdes ternaires, et beaucoup plus simples

Les préparations aqueuses des solanées offrent un phénomène analogue à celui que présentent les solutions d'acide borique, de saponine et de quelques autres substances; la vapeur d'eau, bien au-dessous de 140°, entraîne une certaine quantité des bases sans les décomposer.

L'hyoscyamine est la plus volatilisable des trois, la plus altérable au contact de l'eau qui, par une série de transformations de plus en plus simples, la réduit en ammoniaque.

D'après les données précédentes , on comprend facile-
ment comment agissent les plantes vireuses ; comment
leur fumée , aspirée de très près , combat le spasme
sphinctérien des bronches par la daturine volatilisée. On
saisit aussi pourquoi l'action de ces fumigations ne se borne
pas toujours à des phénomènes locaux et donne le plus
souvent lieu à de la mydriase , à des vertiges et autres
phénomènes nerveux.

Heureusement, dans la méthode par inhalation , il n'est
pas nécessaire de pousser les doses jusqu'à un narcotisme
aussi prononcé que lorsque les solanées se donnent par
l'estomac , de s'empoisonner par la belladone , comme dit
M. Bretonneau. Cependant , beaucoup de malades doivent
renoncer à ces fumigations , tant ils ont peine à supporter
les stupéfiants.

Tous ces phénomènes sont dus aux alcaloïdes que nous
avons dit être volatilisables, du moins partiellement , à la
température de la déflagration du papier nitré. Il est bien
entendu que ces vapeurs ne sauraient agir à distance ,
puisqu'elles se condensent bientôt sous l'influence de la
température de l'air ambiant. Nous savons aussi que, dans
les fumigations humides , les alcaloïdes sont entraînés par
les vapeurs aqueuses. Enfin , de la décomposition partielle
des bases en ammoniaques, beaucoup plus simples, parmi
lesquelles doit se trouver la méthylamine, on peut soup-
çonner la cause des effets anti-dyspnéïques que donnent
parfois les fumigations vireuses sèches , à distance telle,
que ceux-ci ne peuvent plus être attribués aux alcaloïdes
naturels des solanées. Ces effets éloignés , du reste , sont
ici très incertains , et l'on aurait tort de faire reposer sur
eux tout l'espoir de la médication.

La famille des solanacées n'offre guère , dans la section
à alcaloïdes ternaires, que le *tabac* renfermant la nicotine.
Tantôt favorable, tantôt nuisible , quelquefois indifférent
aux asthmatiques , il doit ses variations d'effets, à ce qu'à
des propriétés narcotiques , il en réunit d'autres d'un ordre
tout différent ; ce n'est plus un agent paralysant des fibres
circulaires.

La *Phellandrie* (*OEanthe Phellandrium*, Lmk), et les autres ciguës, parmi les ombellifères, entrent aussi dans certaines compositions complexes contre la dyspnée. La cicutine où conicine est oléagineuse et volatile comme l'alcaloïde du tabac, dont elle se rapproche.

La plante importante du groupe est une lobéliacée, le *Lobelia inflata*, vulgaire aux États-Unis. Ce médicament doit ses propriétés à la lobéline, liquide huileux, si rapproché de la nicotine, qu'on est tenté de les confondre.

Introduit dans la médication européenne par John Andrew, il nous vient encore des anglais. Elliosthon (*The lancet*, 1833), le vulgarisa dans la Grande-Bretagne, et ses heureux résultats méritent bien de nouveaux essais. Ce médicament, populaire de l'autre côté du détroit, n'a pas encore au continent, malgré quelques essais, suscité le même engouement. Il se donne en teinture à l'intérieur, mais on l'a aussi administré en fumigations : 2 à 4 grammes dans une pipe bourrée de sauge. Il entre, depuis cette année, dans le papier Fruneau.

En résumé :

1° La médication vireuse dirigée contre l'accès d'asthme est rationelle, et est favorable dans beaucoup de cas ;

2° Son action paraît due à la propriété anti-sphinctérienne de la daturine, et des autres bases naturelles des solanées ; et peut-être aussi quelque peu à des bases plus simples, se formant dans la combustion des premières ;

3° Elle ne peut être généralisée, parce qu'elle est intolérable pour certains sujets. Les effets généraux de narcotisme doivent rendre circonspect en son emploi.

II. — Fumigations dites nitrées.

Cette méthode de traitement est celle qui jouit actuellement de la plus grande vogue dans nos provinces de l'Ouest, où tant de conditions se réunissent pour favoriser le développement des affections thoraciques.

Depuis longtemps la médecine empirique combattait la dyspnée par la combustion de l'amadou, tel qu'il était préparé lorsqu'on l'utilisait pour le briquet, par la fumée des mèches d'armes à feu, etc.

Nicolo Frisi, médecin italien, substitua à l'amadou, aux mèches salpêtrées, un corps où la cellulose existe à un plus grand état de pureté, telle fut l'origine du papier nitré. M. A. Lefèvre, dans son travail sur l'asthme, véritable chef-d'œuvre comme monographie, rappela les essais du médecin italien et décrivit le mode de préparation de ce papier. C'est alors, et d'après ces indications, qu'un officier de santé d'un faubourg de Nantes, M. Galpin, employa le papier nitré et obtint de remarquables succès. Bientôt M. Vidie, pharmacien, donna son nom à cette préparation, et, comme la méthode était bonne, elle acquit rapidement la popularité dont elle jouit aujourd'hui.

En 1856, parurent dans la *Gazette des hôpitaux*, deux notes intéressantes sur ce sujet : l'une du docteur Letenneur, l'autre, d'un médecin distingué de Belleville, le docteur Chaillery, qui a bien voulu compléter son observation pour notre thèse inaugurale. Ces deux notes, la première surtout, jugèrent la question cliniquement.

Le papier dit à filtre ou à herbier, réunit les conditions les plus favorables à la fabrication du bon papier nitré. Il est d'épaisseur convenable, n'est pas collé, et conserve, par là-même, toute sa porosité; de plus, il est peu chargé de substances étrangères.

On le plonge dans une solution concentrée de nitre, puis séché à l'étuve, il est découpé en morceaux de la grandeur d'une carte à jouer.

Ce sont ces feuillets que, pour l'usage, on fait brûler sur une assiette, à quelque distance de la bouche.

Son emploi sous forme de cigarettes nous paraît moins heureux; le malade est forcé de faire les efforts de l'aspiration ; mais de deux choses l'une : ou le papier est peu chargé de nitre et agit moins, ou bien il est très chargé et, en décrépitant, peut brûler le visage. Ici, peu importe la distance à laquelle le papier entre en combustion, la saturation d'une atmosphère limitée paraît parfaitement suffire.

Nous avons ailleurs insisté longuement sur son emploi contre l'asthme et sur les résultats que l'on peut en attendre. C'est, de tous les moyens fumigatoires, le plus simple, le moins sujet à contre-indications, le mieux supporté généralement, et peut-être, le plus actif contre l'accès.

Nous croyons avoir été le premier à signaler à quels éléments la fumée, dite nitrée, doit ses propriétés.

On avait voulu voir en ce produit un air plus riche en *oxygène*. Voici les raisons qui démontrent combien manque de base pareille opinion. L'emploi direct du gaz en inhalation fut sans succès entre les mains de Beddoës et de ses imitateurs. Les conditions atmosphériques où l'oxygène jouit de sa plus grande énergie et colore fortement les papiers ozonométriques, paraissent évidemment favoriser les attaques chez le plus grand nombre des malades.

La fumée n'a aucune des propriétés des mélanges riches en oxygène, elle n'active pas la combustion ; le phosphore n'amène pas une énorme diminution de volume dans ce résidu gazeux ; à plus forte raison n'y trouve-t-on point de réaction aux papiers amido-iodurés, qui, du reste, ne sont impressionnés que par l'oxygène naissant.

Dans la décomposition du nitrate de potasse, quoique l'air atmosphérique et la cellulose elle-même offrent de l'oxygène pour la combustion, les cinq équivalents de ce métalloïde que renferme l'acide azotique sont en rapport avec plus de carbone et d'hydrogène qu'ils ne peuvent en oxyder, et loin de donner un excès de gaz respirable, ils laissent un abondant résidu de charbon.

L'examen grossier des résultats de cette combustion donne en effet trois produits :

1° *Un dépôt salin* grumeleux ; son goût, son effervescence sous l'action de l'acide azotique, son défaut de décrépitation sur les charbons ardents, démontrent assez que ce sel n'est plus du nitrate, mais bien du carbonate de potasse ;

2° Du charbon soit sous forme de résidu dans l'assiette, soit en suspension dans la fumée;

3° Enfin, une fumée à odeur spéciale, blanche, plus lourde que l'air, offrant un certain nombre de produits solubles dans l'eau, et ne tardant pas, par cela même, au contact de ce liquide, à devenir incolore.

Au milieu de tout cela, que devient l'azote qui a disparu du sel de potasse? Passe-t-il à un degré d'oxydation inférieur, étant incomplètement réduit? Devient-il libre? ou entre-t-il dans la formation d'un composé ternaire hydro-carburé?

Un professeur de haute autorité scientifique avançait naguère à ses cours de chimie, mais sous forme dubitative, que la fumée de papier nitré devait son action au *protoxyde d'azote,* ou gaz hilariant. On sait les singuliers effets qu'en 1798 Humphry Davy éprouvait sur lui-même en aspirant ce gaz; comment il lui semblait perdre tout rapport avec le monde extérieur, pour jouir d'un bonheur idéal. L'ivresse anesthésique chez le membre de l'Institut Pneumatique se termina par de l'hilarité; aussi plus heureux en cela que beaucoup d'expérimentateurs français, qui n'éprouvèrent que des sensations douloureuses, Davy se crut-il en droit de donner à l'oxyde nitreux le nom de gaz hilariant. Il reste cependant démontré que l'oxyde nitreux rentre dans la classe des agents anesthésiques. En 1844, Horace Wels, de Boston, l'employa suivant cette indication, dans l'extraction des dents; la découverte d'anesthésiques plus commodes, ou moins dangereux, le fit tomber en discrédit.

Les raisons sont trop nombreuses pour démontrer que ce corps n'est pas ici le principe médicamenteux. L'excès de carbone est une condition qui ne permet guère d'admettre l'élimination de l'azote sous forme de produit oxygéné.

La préparation d'une notable quantité d'oxyde nitreux m'a donné une violente attaque d'asthme, et chez les sujets que j'ai pu étudier, les vapeurs nitro-oxygénées ont toujours été un des plus sûrs agents des accès.

Doit-on admettre pour ce papier quelque chose d'analogue à ce que M. Trousseau indique pour le papier arséniaté? (Formation de carbonate de potasse ; charbon resté libre , acide carbonique, oxyde de carbone, vapeur d'eau et azote.)

La présence de l'eau en énorme quantité est un fait acquis et qui devait se prévoir ; nous en dirons autant de l'acide carbonique.

La fumée agirait-elle simplement comme atmosphère moins riche en oxygène? comme atmosphère saturée de particules charbonneuses en suspension? Si quelques asthmatiques respirent mieux dans un air enfumé , d'autres en sont considérablement gênés , et là ne paraît pas être le nœud de la question. L'expérience , en outre, démontre que les vapeurs claires et blanches sont infiniment plus salutaires que les vapeurs sombres et brunâtres de certains papiers nitrés donnant trop de noir de fumée.

Graves, dans ses études sur l'asthme (the foreing and british review 1841) , rapporte, qu'en décembre 1839, donnant des soins à deux asthmatiques de 45 ans environ, tous deux dans les mêmes conditions de tempérament apparentes, il trouva le même matin l'un d'eux à moitié asphyxié, parce que sa cheminée tirait mal, alors que l'autre, en une pièce voisine, respirait à pleins poumons une fumée épaisse de charbon de terre , que le vent faisait refluer en sa chambre.

L'acide carbonique, l'oxyde de carbone, le gaz oléfiant sont des anesthésiques généraux et locaux ; les expériences de M. Tourbe sont sans réplique. Appliqués sur la muqueuse bronchique, ils pourraient donc agir contre le spasme du conduit, mais ils ne sauraient être employés ici, puisqu'ils nuisent à l'hématose qui déjà s'opère mal. La fumée des fours à chaux, presque exclusivement formée d'acide carbonique et d'oxyde de carbone, produit presque sûrement des accès chez deux malades que nous avons pu observer et que soulage toujours le papier nitré. — Remarquons que l'oxyde de carbone et les hydrocarbures sont essentiellement inflammables et que la fumée nitrée ne l'est pas.

L'huile de papier de Lémery a été aussi mise en avant; ce pyrothonide, qu'un praticien d'Orléans, le docteur Ranque, prônait comme remède souverain en bien des maladies.

C'est un liquide empyreumatique, aquohuileux, d'un bistre foncé qui s'obtient en brûlant des substances riches en cellulose à l'air libre.

L'huile de papier se rapproche de la créosote, est comme elle caustique, mais a une odeur agréable.

Elle est volatile, très inflammable et manifestement acide. Quand on l'obtient dans une bassine de cuivre, elle contient toujours une petite quantité de sel métallique (un acétate, un formiate de cuivre?)

Vantée comme spécifique dans la diphthérique, elle a eu malheureusement le sort des autres spécifiques employés contre cette terrible affection. M. Trousseau y voit un modificateur des bronches et fait fumer de petites cigarettes de papier qu'il nitre quelquefois.

Du reste, l'étude chimique et physiologique de cette substance serait toute à refaire. Il ne nous est pas même démontré qu'elle détruise momentanément la sensibilité spéciale de la langue plus qu'aucun autre caustique, malgré les assertions de Johnson. Nous ne trouvons après son emploi que plus agréable la saveur du sucre.

Ce n'est certainement pas à ce produit, à composition mal définie, qu'est dû l'effet du papier nitré. La fumée de celui-ci *n'est pas inflammable, elle est alcaline.*

Voici du reste sur quelles expériences s'appuie cette dernière assertion.

Au Jardin des plantes de Paris, M. Cloëz avait signalé, dans ses expériences sur l'oxygène exhalé par les plantes, les erreurs que peuvent donner à l'ozon scala les émanations nitreuses; nous eûmes l'idée d'exposer des papiers amido-iodurés dans la fumée dont nous poursuivions l'étude; le résultat fut, plusieurs fois, complètement nul. Une fois, dans cette voie d'essai, nous pensâmes aux autres papiers réactifs, et tout d'abord au tournesol bleu ; si la théorie nous faisait prévoir l'absence de produits nitro-oxygénés, elle indiquait au contraire une énorme quantité d'acide carbonique devant donner une coloration rouge vineux ; mais les papiers demeurèrent intacts.

Le papier rouge de tournesol devint, au contraire, violet, le jaune de curcuma orangé...... et rien, dans les auteurs, ne donnait explication de ces faits.

Pour éviter toute cause d'erreur, qui paraissait d'abord tenir à une projection d'un sous-sel de potasse sur le papier, nous établîmes, M. Heurtaux et moi, l'appareil suivant :

Une grande cornue de grès servit de foyer de combustion ; le papier nitré allumé y était introduit par fragments par la tubulure supérieure, dont le bouchon était perforé d'un tube amenant l'air extérieur jusqu'au fond de la cornue.

Un long tube étroit et légèrement coudé unissait le col de la cornue à un ballon de deux litres, à la partie inférieure duquel il déversait la fumée blanche et épaisse.

Au bouchon de la tubulure supérieure du ballon, se trouvait adapté un tube courbé deux fois, à angle droit, s'arrêtant à la partie supérieure du col du ballon, se terminant, d'autre part, dans un flacon de cinq litres, où un siphon, amenant un écoulement continu, donnait lieu à un appel d'air dans tout l'appareil.

Des papiers réactifs étaient suspendus dans la partie supérieure du ballon. De cette façon, ils plongeaient dans la partie la plus subtile des gaz, s'accumulant dans ce réservoir, et n'offraient point de contact avec le fond du ballon où se condensaient les liquides, et où seulement aurait pu être entraîné un sel de potasse. Grâce à l'appareil aspirateur, la combustion se faisait comme à l'air libre.

En un quart d'heure, et ceci dans des expériences répétées, la coloration des papiers fut modifiée ; le rouge tournesol devint violacé, le jaune curcuma orangé ; le bleu seul ne changea pas.

L'eau et l'alcool, ayant servi au lavage du tube afférent du ballon, offrirent les mêmes réactions, mais encore plus marquées.

L'appareil était rudimentaire, et nous le modifierons pour des recherches ultérieures sur la détermination prochaine de la base volatile.

Le flacon inspirateur doit offrir un plus grand volume, pour obtenir un courant d'air plus prolongé. Au lieu de ballon, des tubes en U, contenant des morceaux de potasse, retiendront l'eau et l'acide carbonique ; enfin des boules de Liebig, contenant de l'acide chlorhydrique ou mieux de l'acide sulfurique, permettront de condenser dans une combinaison saline la base volatile, et par cela même d'en déterminer la nature.

L'opération s'arrête toute seule, la combustion étant empêchée par la quantité d'eau qui s'accumule dans la cornue ; il serait donc bon de briser le tube afférent de la cornue et d'en réunir les deux portions par un ajutage en caoutchouc. En pinçant le caoutchouc, on pourrait dans le cours de l'opération changer de cornue sans rien déranger au reste de l'appareil.

La cellulose ne contient que du carbone, de l'hydrogène et de l'oxygène. Traitée par de l'azotate de potasse, elle doit être considérée comme ayant subi deux opérations successives : 1° L'action de AzO^5 qui l'a fait passer à l'état de composé nitro-conjugué, par l'introduction d'azote dans sa formule, devenant alors celle d'un fulmicoton ; 2° l'action de la potasse à chaud, séparant du nouveau corps de l'eau et de l'acide carbonique, et mettant une ammoniaque composée en liberté. — Ici seulement, dans la combustion du papier nitré, ces deux opérations se font simultanément.

Nous avons traité du papier à filtre par de l'acide azotique concentré, comme dans la fabrication de la pyroxyline, puis nous l'avons repris par de la potasse et de la magnésie calcinée ; le nouveau corps séché et projeté dans un tube de verre porté au rouge vif, a décrépité et donné une fumée blanche, épaisse, fortement alcaline et à odeur caractéristique des fumigations dites nitrées.

Ici se placent naturellement les faits de M. Dannecy sur l'emploi heureux contre l'asthme des fumigations de plantes, au premier abord inoffensives, la bourrache, la pariétaire par exemple, mais justement les plus riches connues en nitrate de potasse et de chaux, ce sont des celluloses nitrées naturelles, mais moins chargées de sels et par là même moins actives que nos papiers.

En résumé, les produits de la combustion de la cellulose ($C^{12} H^{10} O^{10}$) eh contact du nitre ($KO.AzO^5$) doivent être envisagés comme il suit :

Le nitre utilise ses propriétés oxydantes ; les cinq équivalents d'oxygène de son acide azotique se portent sur le carbone et sur l'hydrogène de la cellulose, pour contribuer à former de l'eau et de l'acide carbonique ; la potasse libre s'unit en partie à ce dernier et passe à l'état de carbonate.

La combustion pour être plus rapide n'en est pas plus complète, et laisse un dépôt de charbon.

Pour l'azote naissant, il se trouve en rapport avec des hydrocarbures en voie de formation, et donne ainsi lieu à des ammoniaques composées, dans lesquelles un ou plusieurs équivalents d'hydrogène se trouvent remplacés par des radicaux composés. (*Phényle, méthyle ou autres.*)

Kulmann a montré que l'hydrogène naissant et l'azote sortant aussi lui de combinaison, s'unissent pour donner lieu à de l'ammoniaque. L'affinité de l'azote dans des circonstances analogues s'est réveillée au contact d'hydrocarbures.

Ici se bornent nos recherches. Quelle est cette ammoniaque composée? Est-ce purement la méthylamine ou l'éthylamine? La fumée n'a guère les caractères et surtout l'odeur de ces deux bases. Ne serait-ce pas plutôt quelque corps rapproché de l'aniline? entre-t-il dans sa composition des radicaux déjà formés dans l'huile de papier?

La base, du reste, paraît en grande partie masquée par de l'acide carbonique, et à l'état de sel volatile.

Nous concluons de cette seconde étude :

1° Que l'action manifestement anti-dyspnéïque du papier nitré ne peut être expliquée par aucune des causes avancées jusqu'ici.

2° Que les résultats de sa combustion offrent une fumée épaisse, blanche, à odeur sui generis et très alcaline.

3° Qu'il n'est en rien téméraire d'attribuer le soulagement en ce mode de fumigation, à la présence d'une ammoniaque composée.

III. — Fumigations arsénicales.

L'emploi des vapeurs arséniées dans le traitement des affections de poitrine et dans celui de l'asthme en particulier remonte très-haut. Dioscoride (περι της ιατρικης. Liv. V.) faisait respirer à l'aide d'un tube recourbé la vapeur d'un mélange d'arsenic et de résine ; par arsenic c'est l'orpiment natif que désignait ce médecin grec, mais l'on sait que ce sulfure renferme toujours interposé entre ses mollécules de l'acide arsénieux.

A une période de vogue succéda, pour les arséniaux, une période de proscription, surtout en France. Les dangers de pareils moyens, des procès malheureusement trop célèbres jetèrent une sorte d'épouvante sur le nom même du médicament. Il fallut toute l'autorité de Biett pour rendre un agent si précieux à la thérapeutique des dermatoses, les recherches de Boudin pour le faire tenter comme anti-périodique, enfin le travail du docteur Kœpl contenant les curieuses observations de Tschudi sur les arsénicophages de la Basse-Autriche et de la Styrie pour le faire de nouveau employer contre la dyspnée. L'autorité de MM. Trousseau et Pidoux, les faits si remarquables de leur pratique semblent promettre une ère nouvelle à cette médication.

En pilules, en potions, on a varié beaucoup les préparations arsénicales, puis comme l'esprit de l'homme tourne toujours dans le même cercle qui cependant s'agrandit toujours un peu, on en est revenu aux fumigations, au procédé de Dioscoride, mais de beaucoup perfectionné.

Avant de continuer cette étude, il est bon de rappeler que notre maître à tous dans les affections pulmonaires, le grand Laënnec avait établi dans l'asthme essentiel, deux divisions un peu trop oubliées : *l'asthme spasmodique*, ou par contraction des fibres de Reissessen ; c'est celui que chacun désigne actuellement sous le nom d'asthme proprement dit, d'asthme nerveux, et une autre variété, *l'asthme puérile*. Ce dernier vice fonctionnel est caractérisé par un essoufflement se produisant sous l'influence du moindre effort, et par une exagération du murmure vésiculaire, qui rappelle l'active respiration de l'enfant.

Contre l'asthme puérile, la médication arsénicale réussit admirablement, et presque sous quelque forme qu'elle soit employée. C'est probablement en influençant primitivement la moëlle allongée, et en particulier la zone nerveuse qui préside aux fonctions du poumon, qu'agit dans ce cas le médicament ; aussi, pour se servir des expressions mêmes des expérimentateurs, rend-il l'arsénicophage *plus volatil*, lui procure-t-il une *plus grande aptitude à la marche*, donne-t-il aux chevaux du *jarret et de l'haleine*, et permet-il aux jeunes Styriennes les danses les plus prolongées ; en résumé l'effort est devenu facile ; les phénomènes mécaniques de la respiration se sont régularisés.

Dans l'asthme spasmodique, la dyspnée est au contraire caractérisée par des signes sthétoscopiques, indiquant une gêne plus ou moins grande à l'arrivée de l'air dans les acini du poumon. Ici les résultats des arseniaux sont moins constants, souvent moins heureux, et variables surtout, suivant le composé arsénical employé, et suivant la voie d'introduction. Les fumigations deviennent le mode d'emploi le plus heureux de ces substances ; aussi doit-on se demander si c'est bien par absorption, et en exerçant une influence sur le bulbe rachidien, qu'elles agissent dans ce cas ; ou si plutôt leur action, comme celles des fumigations nitrées, ne porterait pas, en partie du moins, sur la muqueuse des bronches.

Les cigarettes arsénicales nous paraissent d'un effet moins sûr, surtout chez certains sujets, que ne l'est celui des papiers salpêtrés ; cependant elles soulagent dans bon nombre de cas ; elles ne sont pas même aussi mal tolérées qu'on devrait le croire par des sujets tellement irritables sous l'action des composés arsénico-oxygénés, que ceux-ci leur produisent toujours de l'asthme.

La formule la plus simple de ces cigarettes est la suivante :

Arséniate sodique........... 1 gramme.
Eau distillée............... 20 grammes.

Epuiser la solution sur une feuille entière de papier blanc non collé ; sécher et diviser en 20 feuillets.

Chaque feuillet, roulé en cigarette, contient 0,05 de sel; il est prudent pour l'usage de les fumer avec un bout de cigare artificiel.

La solution d'acide arsénieux pour les cigarettes doit être rejetée. Ce corps est moins soluble, plus dangereux, et, cliniquement, son emploi est moins heureux que celui des sels alcalins de potasse ou de soude.

L'expérimentation clinique a fait aussi délaisser les arsénites, pour les arséniates malgré le maniement facile et la grande solubilité des premiers. Aucune raison théorique n'avait encore été donnée de cette préférence accordée aux combinaisons les plus oxygénées.

Pour le mode d'administration des vapeurs arsénicales, nous préférons, comme pour les fumigations nitrées, la combustion sur une assiette à quelque distance du nez, à l'emploi sous forme de cigarettes. Il est alors bon d'ajouter un peu de nitre au papier, ce qui en rend plus facile et rapide la combustion ; cette nouvelle préparation est, comme effet thérapeutique, préférable au papier arséniaté ordinaire.

Quels sont les phénomènes qui se passent dans ces composés sous l'influence de l'élévation de la température.

Dans le procédé de Dioscoride, les vapeurs de sulfure et d'oxyde d'arsenic au contact de la résine devaient se revivifier partiellement en vapeur d'arsenic métalloïdique, mais peut être aussi contribuer à la formation d'hydrocarbures arseniés.

Dans la combustion du papier arséniaté le plus simple, d'après MM. Trousseau et Pidoux, la réaction se passerait entre l'arséniate de soude et le carbone incandescent du papier. Elle donnerait comme produit : $NaO. CO^2$, CO^2, CO, HO, et de plus des vapeurs d'arsenic revivifié.

L'essai chimique démontre en effet que le dépôt salin est du carbonate sodique, que la fumée contient une notable quantité d'eau et d'acide carbonique, qu'il y a de l'arsenic revivifié ; si bien que si la combustion se fait sur la petite grille à fumigation de M. Fruneau, elle corrode le métal, et donne lieu à un arsénieure d'argent ; tant devient grande l'affinité du métalloïde élevé à une haute température et sortant d'une combinaison saline.

Un caractère important de la fumée, et qui montre la manière suivant laquelle se dégage principalement l'arsenic dans ses fumigations, est son alcalinité très-prononcée aux réactifs colorés. La réduction de l'arséniate ne donne donc pas lieu à de l'acide arsénieux ; l'acide carbonique lui-même est donc voilé dans ses réactions par un corps alcalin, et de même que l'azote s'éliminait sous forme d'un nitro-ammoniaque plus ou moins complexe dans les fumigations salpêtrées, ici l'arsenic s'élimine sous forme d'une *arsénio-ammoniaque*.

Ces deux séries de faits sont parallèles, et nous croyons signaler ici pour la première fois les faits relatifs aux réactions des fumigations arséniées.

Pour leur étude, il suffit de se reporter à l'article précédent sur le papier nitré. Rien de plus rapproché chimiquement que le nitrate de potasse et l'arséniate de potasse ou de soude. La base du sel pouvant être la même, les acides offrent chacun 5 équivalents d'oxygène, et leurs autres métalloïdes sont si voisins, que M. Dumas les a classés dans une même tribu. L'arsenic et l'azote, en effet, forment, avec trois équivalents d'hydrogènes (H^3 As. et H^3 Az.), des composés de même ordre, représentés par quatre volumes de gaz. Ce rapprochement est encore plus remarquable quand, dans l'azoture et l'arséniure d'hydrogène, on remplace un ou plusieurs équivalents d'hydrogène par un radical composé ; les arsénio-ammoniaques jouissent alors d'une basicité aussi considérable que les nitro-ammoniaques correspondants.

Dans la décomposition de l'arséniate de soude par la chaleur, au contact de la cellulose, l'arséniate cède son oxygène à la substance organique, qui brûle ; l'acide carbonique qui se forme sature la soude devenue libre ; et l'arsenic naissant se trouve en contact avec une série d'hydrocarbures de divers ordres intermédiaires, entre $C^{12} H^{10} O^{10}$, et les derniers degrés de destruction de la cellulose CO^2 et HO. De là, formation de bases arsénicales.

La fumée du papier nitro-arséniaté, préparé par notre collègue, M. Pincet, est plus riche encore en produits alcalins, soit qu'il se forme à la fois des bases arséniées et nitrées, soit qu'en précipitant la combustion sans la rendre plus complète, la présence du nitre maintienne en combinaison des hydrocarbures arséniés que l'action prolongée de la chaleur eût réduits.

En résumé :

1° A l'intérieur, absorbés et transmis aux centres nerveux, les arséniaux ont une action très-remarquable sur la régularisation des phénomènes mécaniques de la respiration.

Ils sont nettement indiqués dans la forme d'essoufflement qui s'accompagne d'exagération du murmure vésiculaire.

2° En fumigation contre l'accès d'asthme purement spasmodique, les papiers arséniatés réussissent, mais moins sûrement que les papiers nitrés.

3° *La fumée qui résulte de leur combustion est alca-*

line, fait qui rapproche les fumigations arséniatées des fumigations nitrées et porte à penser qu'elles agissent par des produits sinon identiques, du moins parallèles.

IV. — Fumigations complexes.

Examiné à la pierre de touche de la clinique, chacun des trois procédés que nous venons d'étudier, a donné de bons résultats, et cependant dirigé contre un protée tel que l'asthme, chacun d'eux séparément employé a eu aussi des insuccès.

Les trois méthodes comptent des réussites dans la médication de l'accès lui-même. De plus, unies à des moyens d'un autre ordre, au changement de localité, aux progrès de l'âge, chacune d'elles a donné lieu, dans l'asthme exempt de complications, à des améliorations telles qu'elles peuvent s'appeler guérisons. Mais aucune n'est infaillible : les faits de cure radicale ne sont que trop rares ; les fumigations y conduisent, il est vrai, en prévenant, en éloignant les accès, et en détruisant ainsi l'habitude morbide ; mais trop souvent la maladie gagne de l'avance sur le traitement du symptôme. Le catarrhe sec ou humide vient compliquer, défigurer les phénomènes primitifs ; les lobules ultimes du poumon se distendent, perdent leur élasticité, présentent des déchirures ou même la disparition des cloisons des acini, et l'emphysème pulmonaire, une fois établi, devient une lésion de tissu presque indélébile.

Le poumon, immobile dans les points qui ne respirent plus, contracte des adhérences avec la plèvre pariétale, sans que, pour cela, dit M. Gendrin, on soit même forcé d'admettre un molimen inflammatoire ; enfin, la circulation du sang étant gênée dans le poumon, tout aussi bien que celle de l'air, les cavités droites du cœur, quelquefois cet organe en entier, s'hypertrophient pour mettre la force d'impulsion du sang en rapport avec l'augmentation de la résistance.

Devant la puissance limitée de nos moyens d'action, l'empirisme devint donc permis. Du reste, on crut le rendre rationnel en l'appuyant sur les méthodes déjà connues.

Ici ce n'est plus par simplification de moyen, comme cela avait eu lieu dans la substitution de la quinine au quinquina, que l'on a procédé; malheureusement, c'est la marche inverse que l'on a suivie, la méthode des mélanges sur la plus vaste échelle.

Qu'importe, après tout, la polypharmacie, si elle guérit, ou même si elle soulage mieux que d'autres moyens.

Pratiquement, il est resté démontré que ces papiers complexes, qui n'ont guère d'action que contre l'accès, soulagent souvent mieux que le papier nitré simple. — Les plantes vireuses, unies au nitre, sont manifestement mieux tolérées que seules, et conservent une partie de leur action spéciale.

C'est en France qu'on s'est plu à multiplier des formules dont nous ne pouvons dire qu'un mot. Nous avons parlé déjà de l'union de l'arséniate de soude et du nitrate de potasse. Des feuilles de stramoine ont été salpêtrées par M. Dannecy, brûlées dans du papier nitré par M. Trousseau. M. Libert répand, sur chaque feuillet nitré, une solution alcoolique concentrée de 25 milligrammes d'atropine.

Les cigarettes d'Espic doivent leur grande réputation aux plantes vireuses, et à un composé cyanique, l'eau de laurier cerise. M. Carrier introduisit dans son carton nitro-viroso-régineux toutes les substances végétales anti-asthmatiques. A Nantes, nous avons le papier nitro-vireux de M. Fruneau, le carton et les cigarettes de M. Besnier.

Le papier Fruneau renferme, en sa pâte, des solanées vireuses, de la lobélie, du benjoin et du nitre; il brûle, avec décrépitation, sur une petite grille d'argent, qui permet à l'air de lui arriver de toutes parts.

Le benjoin n'est pas de trop, il rappelle la résine de Dioscoride, et, parfaitement volatile, va au loin modifier les glondules bronchiques. Il donne, avec les bases volatiles des benzoates, pareillement volatilisables.

Cliniquement, c'est une bonne préparation ; chimiquement, les résultats qu'elle nous a donnés dans notre appareil nous ont momentanément bien intrigués et tiennent à la plus ou moins grande quantité de benjoin. Tantôt dans le ballon les papiers indiquaient une atmosphère acide ; tantôt, et le plus souvent, ils ne se teintaient pas. Des feuilles, plus riches en solanées, à distance assez considérable du foyer, ne donnaient qu'une alcalinité très-faible.

Mais le tube afférent du ballon ayant été lavé à l'eau et à l'alcool, les deux solutions se montrèrent excessivement riches en alcaloïde ; ce qui s'explique fort bien par la volatilisation d'une partie de l'atropine, de la daturine et de l'hyoscyamine sans décomposition, et par leur prompte condensation dans le tube froid.

Ce papier, lorsqu'il est très chargé de plantes vireuses, donne des troubles pupillaires, la manière dont on en fait usage permettant à la fumée chargée d'alcaloïdes d'agir directement sur les yeux.

Le carton et les cigarettes Besnier ont été expérimentés avec succès sur M. Besnier lui-même, et lui procurent du soulagement. Comme il use de ces dernières par aspiration directe, elles ne paraissent pas influencer beaucoup le sphincter iridien.

Ici, le nitre et l'arséniate alcalin s'unissent aux nombreuses plantes vireuses. Le tout brûle avec la lenteur de l'amadou, laisse un épais dépôt charbonneux, et, de toutes les fumigations connues, ce sont celles qui impressionnent le plus vivement les papiers alcalimétriques par leurs bases volatiles, nitrées et arséniatées.

Toutes ces préparations complexes tournent en un cercle très-étroit. La cellulose et ses isomères servent de base ; le nitre, les arséniates, les solanées, plus rarement d'autres stupéfiants comme l'opium, les cyaniques; parfois des substances balsamiques ou résineuses ; voilà le canevas sur lequel chacun a pu travailler à son aise avec plus ou moins de bonheur. — Mais tout brûle ensemble, et ce n'est pas le composé primordial qu'il importe de connaître, mais bien les produits réels donnés par la combustion. Peut-être alors, par l'emploi intelligent de certaines bases volatiles ou des mélanges gazeux, simplifierait-on de beaucoup les procédés ; mais pas le moindre essai n'a été tenté suivant ces indications.

Anderson (*Comptes rendus de l'Académie, livre 31, page 136*), dit bien que lorsqu'on traite par de l'acide nitrique les alcaloïdes naturels des végétaux, on obtient des produits résinoïdes dont la potasse caustique expulse des alcaloïdes volatiles semblables à la méthylamine.

On sait aussi qu'en s'oxydant sous l'influence de la potasse, les matières azotées dégagent de l'ammoniaque et d'autres alcaloïdes tels que la méthylamine, l'aniline, la quinoléine.

Dans les fumigations complexes, nous avons, par addition, du nitre, à la fois potasse et acide nitrique. Ne serait-ce pas alors à des alcaloïdes artificiels que serait dû l'effet de ces fumigations à distance ; quant au contraire la fumée aspirée de très près offre un autre mode d'action et produit le narcotisme ?

On comprend toute l'importance de l'analyse sévère de ces fumées, et les essais quasi-rationnels que l'on pourrait entreprendre contre la dyspnée paroxysmale, avec divers ammoniaques très simples, l'aniline, la quinoléine, la méthylamine même, quoique la fumée n'ait en rien l'odeur de cette dernière substance. Peut-être tirerait-on profit de la combustion de la chélidoine (*chelidonium majus, Lin.*), la chélidonine donnant, par la distillation, naissance à une très grande quantité de méthylamine.

———

Ici se bornent nos recherches. Quelque incomplètes

qu'elles soient, nous avons tenu à prendre date, alors même qu'une petite partie des faits relatifs au papier nitré se trouve déjà consignée dans notre thèse inaugurale (*De l'asthme et de son traitement, juillet* 1858). Dans un travail ultérieur, nous espérons pouvoir préciser davantage la nature des bases volatiles qui se dégagent dans les divers modes de fumigations que nous venons d'étudier ; elles nous paraissent, du reste, multiples.

Un article récent du *The lancet,* 1859, nous apprend que le docteur Hyde Salter multiplie, de l'autre côté du détroit, ses recherches sur le papier nitré, et que cet ingénieux observateur et savant praticien, va sous peu chercher à expliquer le mode d'action de ce genre de médication. Connaissant l'exactitude de ses précédentes recherches sur l'asthme, nous serions heureux de trouver dans le travail annoncé par M. Hyde Salter, la confirmation des idées que nous consignons ici.

Nos conclusions sur les fumigations anti-asthmatiques, en général, ne peuvent être formulées qu'avec réserve ; cependant nous voyons :

1° Que toutes les fumigations un peu actives, dirigées contre le spasme des bronches, se font à l'aide de vapeurs alcalines ;

L'alcalinité de la fumée devait se prévoir dans l'emploi des plantes vireuses, sous les deux formes sèche et humide ; nous l'avons démontrée également pour les fumigations nitrées et arséniatées.

2° Les inhalations vireuses, faites de très près, agissent en partie par leurs bases naturelles, partiellement volatilisées ;

3° Les fumigations arséniatées, les fumigations nitrées, les fumigations vireuses elles-mêmes, faites à distance, doivent leur action à des alcaloïdes artificiels divers que la théorie indique être de véritables ammoniaques composées ;

4° Les bases arséniées offrent une série parallèle à celle

des bases azotées, et rien ne doit surprendre, si elles s'en approchent physiologiquement ;

5° Nous pensons qu'il existe une série nombreuse de bases ternaires très simples, ayant une action favorable contre lé spasme bronchique et que le gaz ammoniac lui-même, rentre dans cette classe d'hyposthénisants spéciaux;

6° Nous ferons de plus remarquer qu'on doit se tenir en garde contre l'emploi trop prolongé de fumigations riches en substances toxiques (solanées ou arsenic). Si elles agissent heureusement sur le spasme des bronches, ce n'est pas sans retentir sur l'organisme en entier, et l'habitude pour l'économie de pareils médicaments est loin d'être inoffensive.

On sait la croyance vulgaire sur l'efficacité du séjour dans une étable pour le traitement des affections chroniques du poumon ; prônée par les écrits d'une femme d'esprit (Mme de Genlis), cette médication a trouvé de l'appui chez des praticiens de grande autorité. Elle repose en effet sur des faits, et bien des dyspnéiques se trouvent soulagés par les émanations du fumier, quelle que soit la cause de leur oppression, *pour peu que l'élément spasmodique y joue un rôle.* Ce n'est pas seulement du gaz ammoniac que dégage le fumier, mais des produits complexes, riches en bases de divers ordres.

Il est une méthode de traitement qui porte le titre trop pompeux de *Cure radicale de l'asthme par cautérisation pharyngée,* et compte parmi ses guérisons un nom qui lui a valu un grand retentissement ; celui de la princesse Adélaïde. Est-ce bien purement une révulsion puissante qui se produit par le procédé de M. Ducros de Sixt ? Ce médecin, en cautérisant le fond du pharynx, si riche en filets nerveux, pensait agir sur le point de départ de l'action reflexe.

M. Rognetta rapporte la gloire du procédé à Giacomini son maître, auquel le docteur Ducros l'aurait emprunté; mais pour ces médecins italiens, l'ammoniaque n'est plus un irritant dans son action heureuse sur les bronches, c'est un hyssposthénisant spécial du système musculaire respiratoire ; aussi M. Legroux l'a-t-il employé en liniment et Amussat en potion, avec d'heureux résultats.

Dans l'application pharyngée de l'ammoniaque, l'effet ne se borne point du tout à l'arrière-gorge ; une notable quantité de l'alcali est aspirée dans les bronches, et cela est si vrai, que si cette quantité est trop forte l'ammoniaque redevient caustique et donne lieu à des accidents effrayants.

Comme MM. Rognetta, Legroux et Amussat, nous avons grande tendance à accepter l'opinion de Giacomini, et à voir, dans les vapeurs ammoniacales, en partie du moins, une action hyposthénisante. Cette médication se rapprocherait donc de celles qui ont donné lieu à cette étude.

www.ingramcontent.com/pod-product-compliance
Ingram Content Group UK Ltd.
Pitfield, Milton Keynes, MK11 3LW, UK
UKHW020110100726
13658UKWH00005B/2069